AF463166

NOTES ANATOMIQUES

SUR L'OPÉRATION

DE

L'HYOVERTÉBROTOMIE,

OU

PONCTION DES POCHES GUTTURALES

DES SOLIPÈDES,

Par

F. LECOQ,

Professeur à l'École royale Vétérinaire de Lyon.

LYON.

CHARLES SAVY JEUNE, LIBRAIRE.

Quai des Célestins, 48.

1841.

NOTES ANATOMIQUES

SUR L'OPÉRATION

DE

L'HYOVERTÉBROTOMIE,

OU

PONCTION DES POCHES GUTTURALES

DES SOLIPÈDES,

Par

F. LECOQ,

Professeur à l'École royale Vétérinaire de Lyon.

LYON.

CHARLES SAVY JEUNE, LIBRAIRE.

Quai des Célestins, 48.

1841.

NOTES ANATOMIQUES

SUR L'OPÉRATION

DE

L'HYOVERTÉBROTOMIE,

OU

PONCTION DES POCHES GUTTURALES

DES SOLIPÈDES.

La trompe d'Eustache présente dans les solipèdes, à l'exclusion de tous les autres mammifères, une dilatation énorme, espèce de hernie naturelle de la membrane muqueuse qui tapisse le conduit cartilagineux et que l'on a appelée *poche gutturale*. Ce réservoir dont les usages ne sont pas connus est assez souvent le siége de collections purulentes qui ne peuvent pas toujours être expulsées par l'orifice pharyngien de la trompe, et l'on est alors obligé de pratiquer la ponction de la poche pour faire cesser la compression qu'elle exerce dans cet état sur le larynx et le pharynx qu'elle avoisine.

Le plus souvent la poche dilatée par le pus fait une forte saillie sur le côté de la gorge, et la ponction peut être faite sur ce point où l'abcès s'ouvre quelquefois de lui-même. Mais dans certains cas, beaucoup plus rares à la vérité, la réplétion assez forte pour gêner la respiration, l'est trop peu pour faire saillir la poche que l'on ne peut alors ouvrir par la partie inférieure. D'autres fois, une collection purulente, entretenue par une inflammation chronique de ce réservoir, occasionne un jetage intermittent * pour la guérison duquel la ponction devient nécessaire, quoique l'abcès ne paraisse pas au dehors.

On a imaginé, dans ces cas, de pénétrer dans la poche par la partie supérieure, afin de pratiquer ensuite de dedans en dehors une ouverture inférieure, et la ponction sur ce point a reçu le nom d'hyovertébrotomie à cause des parties osseuses qui servent de guide à l'opérateur.

L'hyovertébrotomie, quoique rarement nécessaire dans la pratique, est souvent exigée des élèves de nos écoles dans leurs concours, et c'est pour eux surtout que j'entreprends d'en rendre le manuel plus facile et plus sûr par une description anatomique succincte de la poche gutturale et de la région parotidienne où se pratique la ponction.

Dans cette description seront comprises :

1° La poche gutturale;

2° La région parotidienne superficielle;

3° La région parotidienne moyenne;

4° La région parotidienne profonde, ou la poche ouverte par sa face externe.

1° *Poche gutturale.*

Les poches gutturales sont deux réservoirs membraneux situés entre la base du crâne, le pharynx et la pre-

* Delafond, *Recueil de Médecine vérinaire*, 1833, p. 633.

mière vertèbre cervicale, adossés l'un à l'autre par leur face interne, renfermant, dans des replis de la muqueuse qui les forme, des vaisseaux et des nerfs, et communiquant, d'une part dans le pharynx, et de l'autre dans le tympan ou oreille moyenne.

Véritable dilatation de la trompe d'Eustache, la muqueuse qui forme la poche gutturale, en s'échappant de la fente longitudinale du conduit cartilagineux, se porte en dehors sur le muscle stylo-staphylin (péristaphylin externe et interne), d'où elle gagne le muscle sphéno-maxillaire; plus en arrière, elle est en contact avec une partie de la parotide, laissant entre elle et cette glande le nerf facial (septième paire), et l'artère du même nom. De là, elle se réfléchit sur la moitié postérieure de la grande branche hyoïdienne dont elle enveloppe les deux faces, tapisse les muscles kérato-pharyngien et grand kérato-hyoïdien, puis le stylo-hyoïdien et le stylo-maxillaire; elle forme alors un repli qui va entourer l'artère cérébrale antérieure (carotide interne) vers le milieu de la poche, et un second repli, moins prononcé, qui fixe sous la première vertèbre cervicale les cordons nerveux dont l'ensemble forme le plexus guttural. Après avoir recouvert les muscles atloïdo-sous-occipital (court fléchisseur de la tête) et trachélo-sous-occipital (long fléchisseur) elle regagne le pharynx, s'accolle dans une certaine étendue avec la muqueuse de la poche opposée, tapisse l'apophyse basilaire, et le corps du sphénoïde, en avant duquel elle forme un petit prolongement en cul-de-sac, et revient au point d'où nous sommes partis pour la décrire, à la fente longitudinale de la trompe d'Eustache.

Les deux poches gutturales, moulées en quelque sorte

sur les parties voisines et par conséquent très-irrégulières, ne sont donc séparées l'une de l'autre que par l'espèce de médiastin que forme leur adossement mutuel, et leur poids, lorsqu'un liquide remplace l'air qui les remplit dans l'état normal, repose sur les parties supérieures et latérales du pharynx dont elles gênent les mouvements en même temps qu'elles compriment le larynx, et amènent une grande difficulté de la respiration.

Leur muqueuse au côté externe de la poche ne contracte inférieurement que des adhérences très-légères, qui deviennent plus intimes sans être très-fortes à la partie supérieure, et surtout à la face interne du petit muscle stylo-hyoïdien.

La capacité de chaque poche gutturale dans un cheval de taille moyenne est de 35 à 40 centilitres dans l'état normal; mais la muqueuse très-extensible peut se dilater lentement par l'accumulation d'un liquide, et la poche se prolonge alors inférieurement entre le larynx et l'extrémité laryngienne de la parotide, où l'on peut quelquefois la percer avec la plus grande facilité.

2° *Région parotidienne superficielle.*

Lorsqu'on a enlevé la peau de la région parotidienne et le mince feuillet aponévrotique qu'elle recouvrait, les parties mises à découvert sont les suivantes (fig. I.) :

1° La parotide occupant la plus grande partie de la région, et recouverte à sa surface par le muscle parotido-auriculaire. Cette glande adhère d'une manière très-serrée à l'oreille et au bord refoulé du maxillaire; son bord postérieur est fixé par un tissu cellulaire très-lâche, au niveau du bord antérieur de l'apophyse transverse de l'atlas. Elle se prolonge inférieurement jusque sous la branche glosso-faciale de la jugulaire.

2° Deux ramifications veineuses auriculaires peu considérables, qui se réunissent (3) un peu avant de pénétrer dans la parotide.

3° Un filet nerveux (2) provenant de la deuxième paire trachélienne, et se divisant, avant de gagner l'oreille, en deux rameaux qui accompagnent les veines auriculaires.

4° Le tendon aplati (1) commun aux muscles cervico-trachélien (splenius) et dorso-mastoïdien (long transversal) qui s'engage sous l'extrémité supérieure de la parotide, pour aller s'insérer à l'apophyse mastoïde de l'occipital.

Au bord inférieur de ce tendon se réunit l'aponévrose d'insertion du muscle mastoïdo-huméral (le commun au bras, à l'encolure et à la tête.)

5° Inférieurement, la branche glosso-faciale de la jugulaire (4), située à l'extrémité inférieure de la parotide. La branche faciale de la même veine est logée dans une scissure de la glande et recouverte par le muscle parotido-auriculaire.

6° En arrière du bord refoulé du maxillaire, vers la veine glosso-faciale, le canal parotidien gagnant l'espace inter-maxillaire.

3° *Région parotidienne moyenne.*

Si l'on enlève la moitié supérieure de la parotide et l'aponévrose du muscle mastoïdo-huméral, on découvre (fig. II.) :

1° L'artère auriculaire postérieure (6), vaisseau de

moyenne grosseur, qui se porte vers l'oreille en suivant une direction oblique de bas en haut et d'avant en arrière.

2° Le nerf facial (septième paire) (7) croisant la direction de l'artère auriculaire pour se porter sur la joue.

3° La tubérosité de la grande branche de l'hyoïde (3) dépassant, en arrière, le bord refoulé du maxillaire.

4° En arrière, le bord antérieur de l'apophyse transverse de l'atlas (2).

5° Entre cette saillie osseuse et la base de l'oreille, le petit muscle atloïdo-mastoïdien (petit oblique de la tête) (5).

6° En avant de celui-ci, le muscle stylo-hyoïdien (4), petite bandelette à peu près carrée, recouverte à son bord supérieur par l'artère auriculaire postérieure et le nerf facial.

7° Au-dessous du stylo-hyoïdien, le muscle stylo-maxillaire (1) qui lui est uni à son origine.

8° Sur le bord refoulé du maxillaire, la branche faciale de la jugulaire et l'artère maxillo-musculaire (maxillaire externe).

4° *Région parotidienne profonde.*

La branche du maxillaire étant enlevée ainsi que les muscles atloïdo-mastoïdien, stylo-hyoïdien, stylo-maxillaire et la membrane formant le côté externe de la poche, on aperçoit (fig. III.) :

1° En arrière, l'apophyse styloïde de l'occipital (3) sur laquelle rampe une branche de l'artère occipitale.

2° En avant, la grande branche hyoïdienne dont la tubérosité (6) était seule visible avant l'enlèvement de la branche du maxillaire.

3 Entre ces deux parties osseuses et sur un plan plus profond, l'artère cérébrale antérieure (carotide interne) (4), qui se dirige vers le trou déchiré accompagnée des filets supérieurs du ganglion guttural du nerf grand repli de sympathique.

4° Plus en arrière, les nerfs pneumo-gastrique (dixième paire), trachélo-dorsal (onzième paire), glosso-pharyngien (neuvième paire) (2), et hyo-glossien (douzième paire) (1), sous l'atloïde, avant la dissection, par un léger la muqueuse de la poche.

5° Enfin, inférieurement l'artère faciale (carotide externe) (5) que recouvrait dans la fig. II le muscle stylo-maxillaire.

Cette disposition anatomique étant bien connue, il nous reste à en déduire les principes qui devront diriger l'opérateur, et lui fournir le moyen de pénétrer facilement dans la poche en évitant les parties essentielles, et surtout les vaisseaux qui avoisinent le passage de l'instrument.

1° *Sur quel point devra-t-on percer la poche?*

La description anatomique de la poche gutturale nous montre les parois de ce réservoir flottantes ou peu soutenues dans presque tous les points rapprochés de la surface extérieure; la muqueuse adhère peu au muscle stylo-maxillaire, et ce n'est qu'à la face interne du petit muscle stylo-hyoïdien qu'on peut espérer de la traverser, sans que l'instrument la pousse au-devant de lui lorsqu'elle n'est pas distendue par un liquide.

La disposition des vaisseaux qui entourent la poche empêche d'ailleurs de pratiquer la ponction à travers le muscle stylo-maxillaire qui recouvre l'artère faciale (carotide externe), et la branche du maxillaire empêche d'arriver facilement sur le repli qui avoisine la branche de l'hyoïde; ainsi donc la crainte de léser des vaisseaux importants, et la facilité plus grande pour pénétrer dans la poche, se réunissent pour faire du muscle stylo-hyoïdien le point d'élection pour la ponction de ce réservoir.

2° *Où devra-t-on pratiquer la première incision, pour arriver sur le muscle stylo-hyoïdien?*

Il est impossible d'arriver directement sur le muscle stylo-hyoïdien sans traverser la parotide qui le recouvre, et quand même l'incision de cette glande n'amènerait pas une fistule salivaire, elle occasionnerait une plaie de guérison difficile et suivie de cicatrice apparente. Il faut donc soulever cette glande par un de ses bords, et l'adhérence intime de l'extrémité supérieure et du bord maxillaire, le voisinage de l'artère auriculaire postérieure et du nerf facial pour le premier de ces points, celui de la branche faciale de la jugulaire et de l'artère maxillo-musculaire pour le second, doivent naturellement faire accorder la préférence au bord postérieur de la parotide, qui n'adhère que d'une manière lâche aux parties voisines et ne présente ni vaisseaux, ni nerfs importants.

La distance généralement indiquée, de deux ou trois travers de doigt au-dessous de la base de l'oreille, pour le point où doit commencer l'incision, est un indice tout-à-fait vague et inexact. Ce point est clairement indiqué par la structure même de la région parotidienne. L'extrémité supérieure de l'incision doit répondre au bord inférieur du tendon (1. fig. I.) commun aux muscles cervico-trachélien et dorso-mastoïdien (splenius et long transversal), que l'on reconnaît facilement à travers la peau lorsque la tête est maintenue dans un état moyen d'extension, et se trouver en avant de l'apophyse transverse de l'atlas, à une distance suffisante pour que l'incision que l'on prolonge à peu près verticalement, ne se trouve pas sur cette saillie osseuse qui retarderait la cicatrisation, et rendrait la cicatrice apparente en écartant les lèvres de la plaie.

Cette première incision qui doit présenter de quatre à cinq centimètres de longueur, n'intéresse que la peau et quelques fibres aponévrotiques sous-cutanées. Comme elle a été pratiquée un peu en avant du bord de la glande, on doit disséquer la lèvre postérieure de la plaie cutanée, pour contourner ce bord et inciser l'aponévrose du muscle mastoïdo-huméral qui fait suite au bord inférieur du tendon qui a servi de point de départ; il suffit alors de glisser le doigt entre cette aponévrose et le muscle atloïdo-mastoïdien (petit oblique de la tête) qu'elle sépare de la parotide, pour arriver sur le muscle stylo-hyoïdien où doit se pratiquer la ponction.

Il peut survenir, lorsqu'on pratique la première incision, une légère hémorragie veineuse provenant de la veine auriculaire (3. fig. I). Elle ne doit inquiéter en rien l'opérateur.

L'instrument peut aussi rencontrer le nerf auriculaire de la deuxième paire trachélienne (2. fig. I.), et déterminer une douleur qui occasionne des mouvements brusques de l'animal. Il suffit de repousser de côté ce cordon nerveux ou de le couper de suite complètement pour faire cesser cet inconvénient.

3° *Sur quel point du muscle stylo-hyoïdien devra être pratiquée la ponction?*

Le trajet qu'a parcouru le doigt sous la parotide l'a amené sur le centre du muscle stylo-hyoïdien, que l'on reconnaît facilement en touchant en arrière l'apophyse styloïde de l'occipital, et en avant la tubérosité de la grande branche hyoïdienne qui cède sous la pression du doigt. C'est sur ce point central que l'on doit pratiquer la ponction. Si l'instrument est plongé dans la partie supérieure du muscle, il peut léser l'artère auriculaire postérieure (6. fig. II) qui rampe sur sa face externe dans une direction oblique de bas en haut et d'avant en arrière. Le bistouri vers ce point peut aussi atteindre, mais moins facilement, le cordon nerveux (7 fig. II) du nerf facial ou de la septième paire. Nous verrons dans le paragraphe suivant, l'inconvénient que pourrait présenter la ponction au bord inférieur du muscle.

4° *De quel côté devra être tourné le tranchant de l'instrument?*

Le tranchant du bistouri doit être tourné vers le point où un mouvement involontaire de l'opérateur, un mouvement saccadé de l'animal opéré ne peuvent le faire dévier vers des parties essentielles. On obtient ce résultat en le tournant du côté de la tubérosité de l'hyoïde et, par conséquent, dans la direction du bout du nez de l'animal.

Le tranchant tourné vers l'oreille, comme le conseille Hurtrel d'Arboval, pourrait en effet, par suite d'un abaissement brusque de la tête de l'animal, se porter sur le nerf facial ou au moins sur l'artère auriculaire postérieure, et occasionner une hémorragie moins grave, il est vrai, que celle de l'artère cérébrale antérieure (carotide interne), et que l'on pourrait confondre avec elle.

Dirigé en arrière du côté de l'atlas, le tranchant risquerait d'atteindre, dans la poche, la cérébrale antérieure et les filets nerveux qui l'accompagnent.

Enfin, tourné en bas vers le larynx, il pourrait couper le nerf hyo-glossien et, dans un cas extrême, arriver jusqu'à la faciale (carotide externe).

La direction indiquée en premier lieu est donc la seule convenable, et l'unique accident qu'elle permette est le prolongement de l'incision jusqu'à la tubérosité de la branche hyoïdienne, qui borne alors le mouvement de l'instrument et préserve les parties voisines. C'est pour cette raison que l'on doit ponctuer dans le centre et non à la partie inférieure du muscle stylo-hyoïdien; car dans ce dernier cas le bistouri pourrait passer au-dessous de la branche de l'hyoïde et arriver en travers de l'artère faciale.

5 *Quelle devra être la direction de l'instrument?*

Si l'on plongeait le bistouri sur le milieu du muscle stylo-hyoïdien, dans une direction perpendiculaire à la surface de ce muscle, on arriverait à une certaine profondeur directement sur l'artère cérébrale antérieure, que le hasard et la facilité du déplacement de ce vaisseau préserveraient seuls de l'action de l'instrument; on doit donc, pour éviter cet accident grave, diriger le bistouri obliquement d'arrière en avant; sa pointe passe ainsi entre l'artère et la tubérosité de l'hyoïde, et si un mouvement quelconque fait plonger l'instrument plus profondément que ne le voulait l'opérateur, il ne peut atteindre à la région sous-occipitale vers laquelle il se dirige, que le petit muscle atloïdo-sous-occipital (court fléchisseur de la tête), ou l'extrémité supérieure du muscle trachélo-sous-occipital (long fléchisseur), et la blessure de ces muscles ne présente aucun inconvénient.

Au reste, cette direction de l'instrument commandée par la position de l'artère cérébrale antérieure, l'est aussi par la direction oblique du passage pratiqué entre la parotide et le muscle atloïdo-mastoïdien, et l'opérateur serait obligé de la suivre quand même il ignorerait l'inconvénient de la ponction perpendiculaire. Elle dispense, en outre, de l'extension forcée de la tête recommandée par Hurtrel d'Arboval au moment de la ponction, et que l'animal peut bien ne pas exécuter au gré de l'opérateur.

Toutes les fois que la poche n'est pas remplie par un liquide, l'instrument employé pour la ponction doit être très-aigu. S'il en était autrement, il pousserait la membrane devant lui en la détachant du muscle stylo-hyoïdien, et l'on pourrait croire la poche ouverte tandis qu'elle serait restée intacte. L'index introduit immédiatement après qu'on a retiré le bistouri, rencontre bientôt l'ouverture de la muqueuse qu'il est alors facile d'agrandir en même temps que celle du muscle par un léger effort de ce doigt.

Si la muqueuse s'appuie sur une collection purulente, il suffit souvent d'un effort de l'index pour traverser le muscle et la membrane, ainsi que l'a fait à plusieurs reprises M. Eléouet *.

6° *Dans quel point devra aboutir la contre-ouverture?*

La ponction supérieure étant terminée, il reste à pratiquer une contre-ouverture à la partie la plus déclive de la poche, dont le bas-fond est situé entre le pharynx et l'extrémité inférieure de la glande parotide. Une sonde en S ou un trocart courbe arrive facilement vers ce point; un léger effort lui fait percer la poche, et l'instrument vient faire saillie sous la peau, que l'on incise avec le bistouri ou que le poinçon traverse, suivant celui des deux instruments que l'on a employé.

Il suffit de diriger l'instrument avec précaution, afin de ne pas blesser les muscles pharyngiens, et de le faire arriver en dessous de la branche glosso-faciale de la jugulaire un peu en arrière du bord refoulé du maxillaire.

Je fais observer en terminant que mon intention, en écrivant ces notes, n'a pas été de décrire d'une manière complète l'opération de l'hyovertébrotomie, et encore moins d'indiquer les circonstances qui en réclament l'emploi.

J'ai insisté seulement sur tous les points qui présentaient quelque rapport avec l'anatomie de la région, laissant à la chirurgie la description détaillée du manuel opératoire et l'indication des soins qui doivent suivre l'opération.

* *Recueil de Médecine vétérinaire*, 1836, p. 617.

EXPLICATION DE LA PLANCHE.

FIGURE I.

Région parotidienne superficielle.

1° Tendon commun aux muscles cervico-trachélien et dorso-mastoïdien.

2° Nerf auriculaire de la deuxième paire trachélienne.

3° Veines auriculaires.

4° Branche glosso-faciale de la veine jugulaire.

FIG. II.

Région parotidienne moyenne.

1° Muscle stylo-maxillaire.

2° Bord antérieur de l'apophyse transverse de l'atlas.

3° Tubérosité de la grande branche de l'hyoïde.

4° Muscle stylo-hyoïdien.

5° Muscle atloïdo-mastoïdien.

6° Artère auriculaire postérieure.

7° Nerf facial.

FIG. III.

Région parotidienne profonde.

1° Nerf hyo-glossien.

2° Nerfs pneumo-gastrique et trachélo-dorsal.

3° Apophyse styloïde de l'occipital.

4° Artère cérébrale antérieure.

5° Tronc de l'artère faciale.

6° Tubérosité de la grande branche de l'hyoïde.

Lyon, Dumoulin, Ronet et Sibuet, imprimeurs.

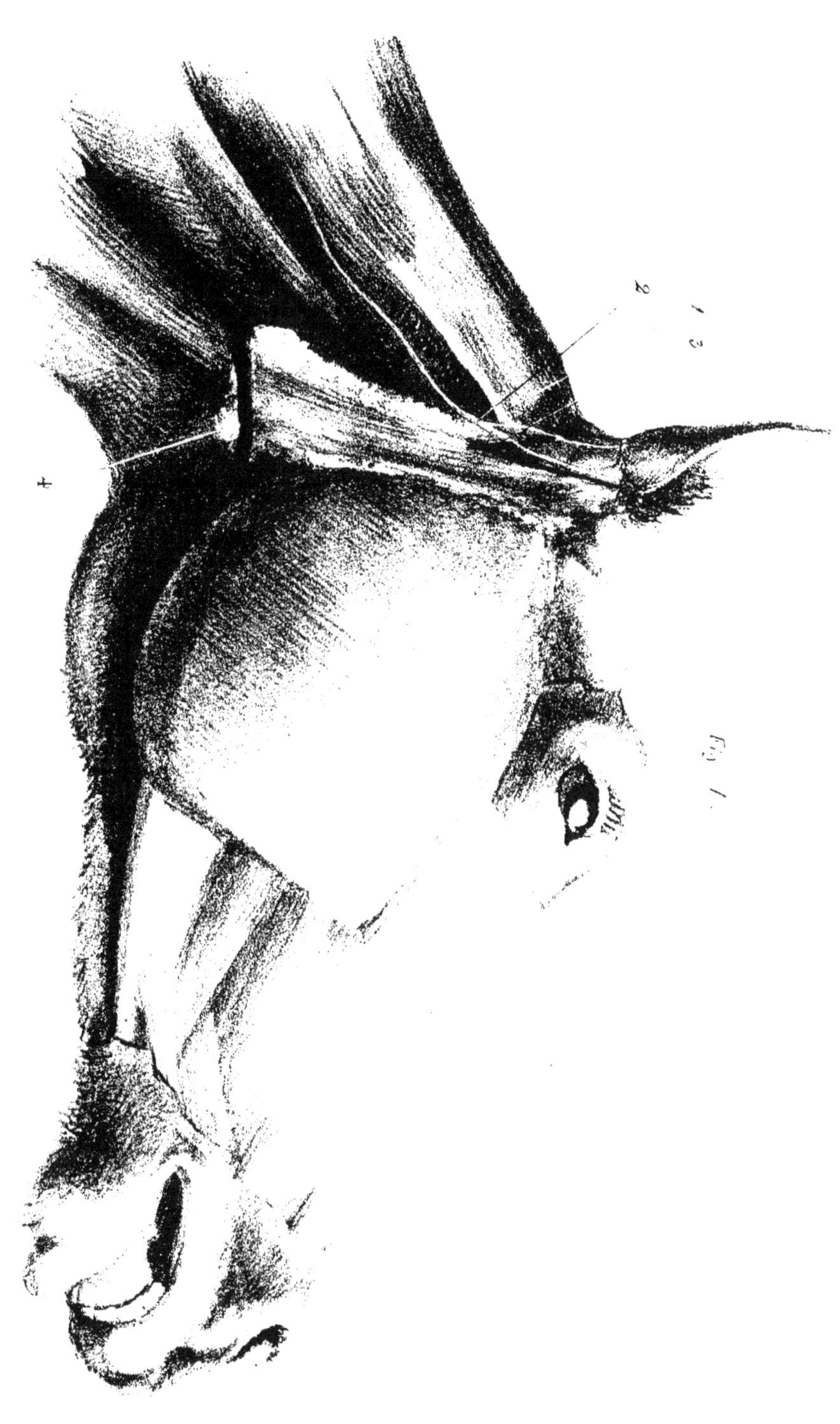

Librairie de Ch. SAVY jeune.

Grognier. — Cours de Multiplication et de Perfectionnement des animaux domestiques, où l'on traite de leurs services et de leurs produits; 1 fort vol in-8, 3e édition revue et augmentée de Considérations générales sur l'amélioration des races, et d'un Traité sur les porcs, par H. Magne; Paris et Lyon, 1841.

Grognier. — Cours de Zoologie vétérinaire; 1 vol in-8, Paris et Lyon, 1837.

Grognier. — Cours d'hygiène vétérinaire; 1 vol. in-8. Paris et Lyon, 1837.

Rainard. — Traité de Pathologie et de Thérapeutique générales vétérinaires; 2 vol. in-8, Lyon 1840.

Magne. — Multiplication, Elève, Entretien et Engraissement du Porc, in-8, Paris et Lyon, 1841.

Hurtrel d'Arboval. — Dictionnaire de Médecine, de Chirurgie et d'Hygiène vétérinaire, ouvrage utile aux vétérinaires, aux cultivateurs; 2e édition, 6 forts vol. in-8, Paris et Lyon, 1839.

Dugès. — Traité de Physiologie comparée de l'homme et des animaux; Paris et Lyon, 1839, 3 vol. in-8, fig.

Lassaigne. — Abrégé élémentaire de Chimie; 2e édition, Paris, 1836, 2 vol. in-8, figures.

Pelletan. — Traité élémentaire de physique générale et médicale, 3e édition, revue, corrigée et augmentée, avec des planches en taille douce; 2 vol. in-8, Paris et Lyon, 1838.

Delafond. — Traité sur la police sanitaire des animaux domestiques; 1 gros vol. in-8, Paris et Lyon, 1838.

Nysten. — Dictionnaire de Médecine, de Chirurgie, de Pharmacie, des Sciences accessoires et de l'art vétérinaire, 7e édition, refondue de nouveau, et considérablement augmentée par MM. Bricheteau, Henri et J. Briand; in-8, Paris, 1839.

Dupuy. — Traité historique et pratique sur les maladies épizootiques des bêtes à cornes et à laine, 1 vol. in-8, Paris, 1837.

Salacroux. — Nouveaux éléments d'histoire naturelle, contenant la zoologie, la botanique, la minéralogie et la géologie; 1 fort vol. in-18 avec 400 fig. gravées sur acier. Paris et Lyon, 1839.

Baumès (P.) Précis théorique et pratique sur les maladies vénériennes, 2 forts vol. in-8, Paris et Lyon, 1840.

Baumès. — Traité des maladies venteuses, ou Lettres sur les causes et les effets de la présence des gaz ou vents dans les voies gastriques, et sur les moyens de soulager ou de guérir ces maladies; deuxième édition, revue, corrigée et augmentée; 1 vol. in-8, Paris et Lyon, 1837.

Richard (de Nancy). — Traité pratique des Maladie des Enfants, considérées dans leurs rapports avec l'organogénie et les développements du jeune âge; 1 vol. in-8, Paris et Lyon, 1839.

Brachet. — Traité pratique des Convulsions dans l'enfance, ouvrage couronné par le cercle médical de Paris; deuxième édition, revue et augmentée, in-8, Paris et Lyon, 1837.

Lyon, Dumoulin, Ronet et Sibuet, imprimeurs.

59

www.ingramcontent.com/pod-product-compliance
Ingram Content Group UK Ltd.
Pitfield, Milton Keynes, MK11 3LW, UK
UKHW020233180726
13838UKWH00005B/2368

9 782329 377780